Dr. RENÉ DE MADEC

MANUEL CHIRURGICAL DU SPORTSMAN À L'USAGE DES GENS DU MONDE

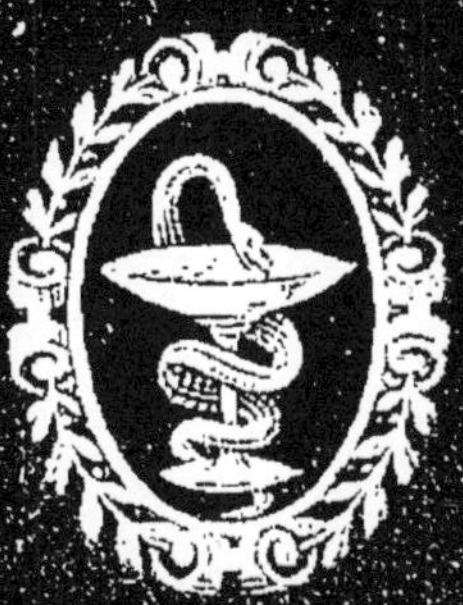

PARIS
C. MARPON ET E. FLAMMARION
ÉDITEURS

MANUEL CHIRURGICAL

DU SPORTSMAN

MANUEL CHIRURGICAL

DU SPORTSMAN

A L'USAGE DES GENS DU MONDE

PAR LE DOCTEUR

RENÉ DE MADEC

CHEVALIER DE LA LÉGION D'HONNEUR

PARIS

C. MARPON & E. FLAMMARION

EDITEURS

RUE RACINE, 26, PRÈS L'ODÉON

1882

PARIS
TYP. T. SYMONDS, 90, RUE ROCHECHOUART

PRÉFACE

Tous les sportsmen, tous les chasseurs, savent que les accidents, souvent insignifiants en apparence, peuvent entraîner des complications très graves et quelquefois mortelles, *si l'on n'y apporte un remède* immédiat.

Ancien Lieutenant de Louveterie du Finistère, ayant mené vingt ans l'existence du sportsman et du gentilhomme chasseur, je crois pouvoir me permettre de donner à mes anciens compagnons des conseils utiles.

Ce petit Manuel, que je dédie aux disciples de Saint Hubert, aux cavaliers intrépides, et en général à tous les hommes du monde, n'est pas une œuvre littéraire, encore moins une œuvre de spéculation.

J'ai voulu faire un travail utile, j'ai voulu indiquer d'une façon sommaire, mais précise, les soins à donner aux blessés, en attendant l'arrivée du médecin.

Cent fois témoin, plusieurs fois victime, d'accidents malheureusement trop fréquents dans cette vie si charmante et si périlleuse, j'ai voulu mettre mon expérience d'autrefois au service de mes connaissances d'aujourd'hui.

M. A. Dennetier, qui depuis si longtemps s'occupe de sport, m'a assuré qu'un petit Vade Mecum *chirurgical, à la portée de tous, serait de nature à rendre de sérieux services, et qu'une petite trousse de poche, renfermant les instruments les plus utiles pour opérer un premier pansement, arrêter une hémorrhagie, retirer une épine, etc.,*

etc., serait l'accompagnement indispensable de ce petit Manuel.

Avant de publier cet opuscule, je me suis fait un devoir de le soumettre à mon éminent maître M. le Docteur Alphonse Guérin, chirurgien de l'Hôtel-Dieu, membre de l'Académie de Médecine. Je devais cet hommage à ses enseignements.

DR. R. DE MADEC.

CONSIDÉRATIONS GÉNÉRALES

Les accidents que nous nous proposons d'étudier dans ce petit Manuel, sont particulièrement propres aux courses, aux chasses à courre et à tir et dans les bateaux, bref dans tout le mouvement de la vie du sportsman. Les uns sont légers, comme les contusions simples, les piqûres d'insectes non venimeux, etc., etc. Les autres sont beaucoup plus graves, comme les fractures, les luxations, les coups de feu, etc. Ces derniers qui sont souvent très graves, exigent des soins *immédiats* qui doivent être donnés *sur place et sans retard.* Il existe surtout deux complications très importantes, très sérieuses, des grands traumatismes (état dans lequel une blessure grave jette l'organisme), et c'est d'elles que nous nous occuperons tout d'abord.

Ces complications sont :

1° La syncope (perte de connaissance)

2° Les hémorrhagies.

MANUEL CHIRURGICAL
DU SPORTSMAN

CHAPITRE I

Art. i. — Syncope

La syncope ou perte de connaissance, est constituée par l'arrêt brusque des fonctions du poumon, du cœur et des centres nerveux. La respiration ne se fait plus, le cœur ne bat plus, les sensations et les mouvements sont abolis ; c'est une mort momentanée, que l'excès de la douleur, les pertes de sang très abondantes, les chocs violents produisent quelquefois. L'intervention dans ces cas est très urgente, et le temps est précieux.

Il faut alors :

1° Coucher le blessé sur le dos dans une position *parfaitement horizontale ;* nous insistons beaucoup sur ce point. Un grand nombre de personnes croient bien faire en asseyant un blessé qui a perdu connaissance et en lui relevant la tête ; elles se *trompent grandement ;* leurs soins ainsi donnés sont nuisibles et ne peuvent que prolonger l'état syncopal et *causer la mort !* Nous savons cette erreur très répandue, c'est pour cela que nous la combattons ici.

2° Faire respirer au malade des odeurs fortes, comme l'ammoniaque étendue d'eau (alcali volatil), éther, vinaigre, etc.

3° Lui flageller la figure avec un mouchoir, une serviette imbibés d'eau froide. L'on peut aussi faire des frictions avec de l'ortie, si commune dans nos campagnes.

4° Si ces moyens que l'on peut et que l'on doit employer *dans tous* les cas, ne réussissent pas, et surtout s'il s'agissait d'une asphyxie par *submersion* il faudrait alors avoir recours à la respiration artificielle. Nous indiquerons plus loin, quand nous traiterons de l'asphyxie par submersion, la façon dont elle se pratique.

ART. 2. — HÉMORRHAGIE

Tout écoulement de sang en dehors ou en dedans est une hémorrhagie. Cependant on réserve habituellement ce terme pour caractériser des écoulements sanguins abondants.

Le sang part du cœur pour se répandre dans tout l'organisme, et revient ensuite au cœur. Il accomplit ce trajet en circulant dans de petits canaux auxquels on donne le nom de vaisseaux. Les vaisseaux qui portent le sang du cœur aux extrémités, s'appellent vaisseaux artériels ou artères. Les vaisseaux qui ramènent le sang des extrémités au cœur, s'appellent vaisseaux veineux ou veines : il existe des artères et des veines d'un très gros calibre, qui peuvent être facilement lésés dans une blessure, par balles et surtout par instruments tranchants. Nous citerons notamment les artères et les veines situées dans les parties latérales du cou, celles de l'aisselle, du bras, du pli du coude, celles de la cuisse, du pli de l'aine, du jarret. Elles sont toutes volumineuses. — Lorsqu'un vaisseau est ouvert, il laisse écouler au dehors son contenu qui est du sang, et il y a hémorrhagie ; on la dit artérielle ou veineuse, suivant que le vaisseau divisé est une artère ou une veine.

L'hémorrhagie artérielle est toujours plus grave que l'hémorrhagie veineuse, parce que cette dernière a, dans la plupart des cas, de la tendance à s'arrêter toute seule : (à moins pourtant que la lésion n'intéresse une grosse veine du cou, de la cuisse, etc., etc.) — Mais la première, l'hémorrhagie artérielle, peut ne finir qu'avec la vie du blessé.

Il est donc très important de pouvoir distinguer la *source* d'un écoulement sanguin ; on le fera facilement à l'aide des *signes* suivants, qui nous paraissent devoir suffire dans tous le cas :

Dans l'hémorrhagie *artérielle*, le sang est rouge et rutilant ; il est noir dans l'hémorrhagie veineuse. Dans l'hémorrhagie artérielle le sang coule par saccade, par jet ; dans l'hémorrhagie veineuse, il coule en bavant, en nappe : il peut cependant jaillir dans la saignée, mais dans ce cas la veine est comprimée *au-dessus* de la plaie, c'est-à-dire entre le cœur et la plaie.

Dans l'hémorrhagie artérielle on arrête l'écoulement du sang en comprimant *au-dessus* de la plaie ; au contraire on fait cesser une hémorrhagie *veineuse*, en comprimant *au-dessous* de la plaie.

Il existe des pertes de sang indépendantes d'une lésion artérielle ou d'une lésion veineuse ; dans ce cas le sang s'échappe de vaisseaux très petits, qu'on nomme vaisseaux capillaires ; il coule alors en nappe, de tous les points de la plaie, sans qu'on puisse apercevoir le petit canal qui le fournit ; c'est l'*hémorrhagie capillaire* (comme par exemple les saignements de nez) ; elle est pourtant rarement assez considérable pour mériter le nom d'hémorrhagie, ce terme étant en général réservé aux écoulements sanguins d'une certaine abondance, où il faut *toujours* intervenir *très promptement.*

Parmi les moyens nombreux que nous avons à notre disposition pour arrêter les hémorrhagies, nous préconisons avant tout le froid, les poudres et les liquides hémostatiques, dans les *petites* hémorrhagies ; la compression dans les *grandes*.

Le froid s'emploie de différentes manières, soit en plongeant dans l'eau froide le membre blessé, soit en exprimant sur la plaie, un linge, un mouchoir humide ; une compresse d'eau froide appliquée sur le front d'une personne qui saigne du nez, produit souvent de très bons effets.

Les poudres hémostatiques, comme la gomme arabique en poudre, la colophane, la résine, forment un magma avec le sang et favorisent sa coagulation. Les liquides hémostatiques, eau de Rabel, eau de Pagliari, perchlorure de fer, agissent en déterminant la *crispation* des vaisseaux divisés : on imbibe de ces liquides un plumasseau de charpie, que l'on a soin de maintenir pendant quelque temps avec la main ou avec une bande; on ne doit recourir au perchlorure de fer que lorsqu'on a épuisé en vain les autres agents hémostatiques et il faut toujours avoir soin de l'employer à 30 degrés seulement et avec beaucoup de prudence, car le perchlorure de fer est un caustique énergique qui détermine une eschare (une mortification des tissus) qui s'éliminant au bout de quelque temps peut augmenter la plaie considérablement.

La compression se pratique dans la plaie même, et elle est dite compression *directe* ; ou en dehors de la plaie, et on la nomme compression *indirecte.*

La compression directe consiste : 1° à aveugler le vaisseau qui donne du sang. Le premier et le plus *facile* de tous les moyens dans ce cas, et que l'on doit *toujours* employer, est le *doigt*, on pose le doigt sur le vaisseau qui donne du sang ; *après* l'on peut bourrer la plaie de charpie, de ouate, d'amadou, de linge, etc., etc. , que l'on maintient avec une compresse et une bande, une courroie, un mouchoir, etc., etc. On doit serrer ces liens fortement, sans pourtant en arriver à mortifier le membre blessé, c'est-à-dire à trop exagérer la striction (*le resserrement*).

La compression indirecte a pour but d'empêcher le sang d'arriver jusqu'à l'ouverture du vaisseau blessé. C'est un moyen hémostatique *puissant*, que l'on ne peut malheureusement mettre en usage qu'aux membres et à la tête.

Au bras existe une seule artère, l'artère humérale, que l'on devra comprimer dans *toutes* les hémorrhagies graves du membre supérieur, dans les hémorrhagies du bras, du pli du coude, de l'avant-bras, du poignet et de la main. Cette artère est située en *dedans* et en *arrière* du biceps, ce muscle qui se durcit et fait saillie lorsqu'on fléchit fortement l'avant-bras sur le bras.

La disposition est la même à la cuisse ; on n'y trouve aussi qu'une seule artère, très grosse, qui descend de l'abdomen en passant au milieu du pli de l'aine ; c'est sur ce point que se fera la compression pour toutes les hémorrhagies de la cuisse, du pli du jarret, de la jambe et du pied.

A la tête on peut comprimer deux artères, la faciale et la temporale superficielle. La première, la faciale, se dirige du cou vers la face, en contournant le bord du maxillaire inférieur (de la machoire inférieure) en passant en avant du masseter, muscle qui relève la machoire.

La deuxième, la temporale, traverse la tempe, où l'on peut facilement la sentir battre, et remonte de la face vers le front.

La compression se pratique avec les

doigts, c'est la compression digitale, ou avec un compresseur improvisé que l'on appelle *garrot*. Fig. 1, page 22.

Pour comprimer une artère avec les doigts, on doit d'abord la rechercher dans la direction indiquée et tâcher de sentir ses battements. A ce moment, l'on sera certain d'être sur son trajet ; alors appliquant sur ce point l'extrémité palmaire d'un, ou de plusieurs doigts, on pressera par un effort modéré et soutenu, jusqu'à ce que les battements soient supprimés. La compression digitale donne de très bons résultats, mais elle a ce grave défaut d'être fatigante pour l'opérateur, c'est un agent hémostatique transitoire, dont on use en attendant qu'on ait le temps de se procurer un garrot.

Le garrot se compose d'une pelote que l'on place sur l'artère et que l'on fixe par un lien entourant le membre, un globe de bande (une bande roulée) un caillou enveloppé de linge, etc., etc., peuvent servir de pelote, le meilleur lien est une bande, mais

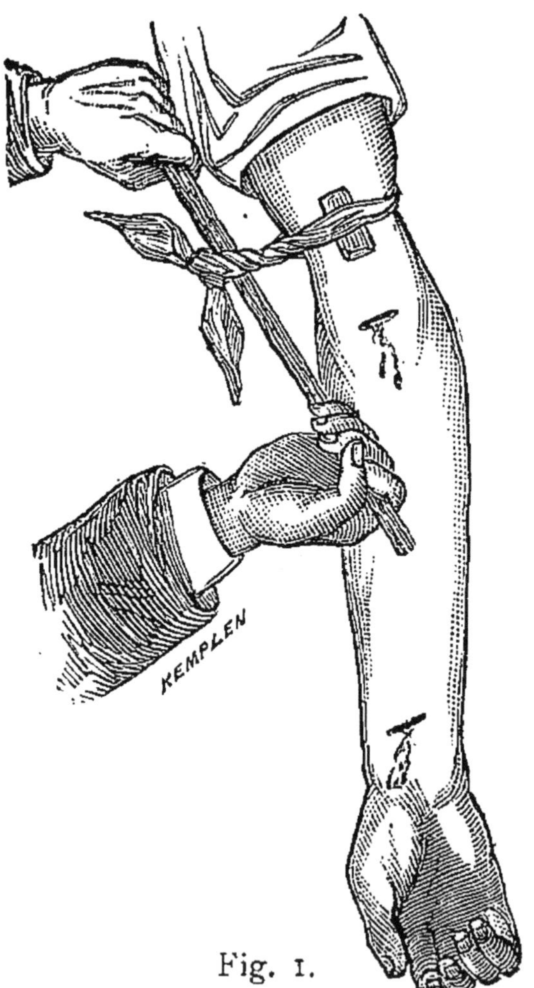

Fig. 1.

si l'on n'en a pas sous la main, une ficelle, une cravate, un mouchoir en tiendront lieu.

Le lien est noué de l'autre côté du membre ou de la tête, et tendu par un bâtonnet que l'on tourne jusqu'à ce que la compression soit suffisante, c'est-à-dire jusqu'à ce que l'hémorrhagie s'arrête.* Comme on le voit le garrot est très facile à appliquer et l'on peut en trouver les éléments partout. Nous le recommandons d'une manière toute spéciale dans les grandes hémorrhagies du bras et de la cuisse. Fig. 1, page 22.

Cependant si l'on apercevait dans la plaie *même*, l'artère où la veine lésée, il vaudrait encore mieux les saisir avec la pince hémostatique n° 1 que nous avons placée dans notre petite trousse ; † ce serait le moyen le plus radical d'arrêter le sang ; mais il fau-

* On doit laisser le garrot en place jusqu'à l'arrivée du chirurgien ; on fixe le bâtonnet contre le membre blessé avec un lien pour empêcher le mouchoir ou la cravate de se détourner.

† Voir le modèle de la trousse à la fin du livre.

drait avoir bien soin de prendre entre les deux mors de la pince, les *deux parois* du vaisseau, afin de les accoler l'une à l'autre en poussant le verrou de la pince. L'instrument serait alors laissé en place, rabattu sur un des côtés de la plaie et l'on ferait le premier pansement, sans le retirer, en attendant le chirurgien.

Nous venons d'étudier deux très graves complications des grands traumatismes et indiquer la façon d'y remédier sur place. Pour être méthodique nous devrions maintenant faire connaître le premier pansement à faire dans les divers cas qui peuvent se présenter. Ce premier pansement étant très variable et très différent selon la nature de l'accident, nous préférons renvoyer le lecteur aux articles spéciaux de ce Manuel où sont traités les fractures, les luxations et diverses plaies, et nous occuper dès maintenant du relèvement et du transport des blessés.

CHAPITRE II

Accidents de la chasse à courre et des courses

ARTICLE I. — MANIÈRE D'ENLEVER ET DE TRANSPORTER LES BLESSÉS.

Dans un grand nombre de cas, dans la plupart des traumatismes du membre supérieur et du tronc, le blessé peut marcher et a seulement besoin d'être soutenu. Il n'en est pas de même dans les blessures du membre inférieur, dans les contusions graves de la tête, dans les lésions des viscères thoraciques et abdominaux, cœur, poumons, foie, etc., etc. Dans tous ces cas, même lorsque les membres inférieurs ne sont pas intéressés, la marche est impossible, le choc a été tellement violent, que les forces du patient sont complètement anéanties et qu'il est incapable de se mouvoir. Il faut donc le transporter, mais avant, il importe de rechercher la position dans laquelle il souffre le moins. Cette position est différente suivant le siège de la blessure et selon sa nature. Dans le cas de plaie, la meilleure position est celle où les bords ont le plus de tendance à se rapprocher.

A un malade ayant une plaie transversale, de la partie antérieure du cou, par exemple, on fléchira la tête sur la poitrine ; on la renversera au contraire en arrière, si la plaie transversale se trouve à la partie postérieure, à la nuque. On ferait le contraire si la plaie était longitudinale. S'agit-il de blessure du ventre, on déterminera le relâchement des parois abdominales en fléchissant les jambes sur la cuisse, et la cuisse sur le bassin. Le membre supérieur lésé sera fixé le long du corps, l'avant-bras fléchi sur le bras. Cette position est presque toujours la moins douloureuse. Au contraire, l'extension et l'allongement complet conviennent le plus souvent dans les blessures du membre inférieur.

Le meilleur mode de transport d'un blessé est le brancard. Le transport dans une voiture large et bien suspendue, où le malade peut facilement se tenir couché, est aussi très bon. Malheureusement, toutes les voitures ne remplissent pas ces conditions, beaucoup sont trop étroites ou mal suspendues. Le transport à bras est fatigant pour ceux qui l'exécutent et douloureux pour le blessé. Du reste, il est souvent facile d'improviser un brancard. Une civière ordinaire, une échelle bien matelassée peut en tenir lieu. On peut encore prendre deux bâtons longs et résistants que l'on tient écartés l'un de l'autre, par deux traverses solidement fixées. Dans l'espace resté libre on pratique avec une grosse corde un treillage solide, que l'on recouvre de feuilles, de fougère, de paille, de foin, etc., etc., et l'on a ainsi un bon brancard improvisé dans lequel les bâtons représentent les hampes et le treillage la toile du brancard ordinaire.

Trois hommes sont quelquefois nécessaires pour relever un blessé ; un homme se place de chaque côté du patient à la hauteur du bassin, le troisième, suivant le siège de sa blessure, se place à la hauteur des genoux ou derrière la tête, pour la soutenir. Fig. 2, page 29.

Deux hommes suffisent le plus souvent ; ils se placent à la hauteur du bassin à droite et à gauche du blessé, sous lequel ils placent *chacun une de leurs mains,*

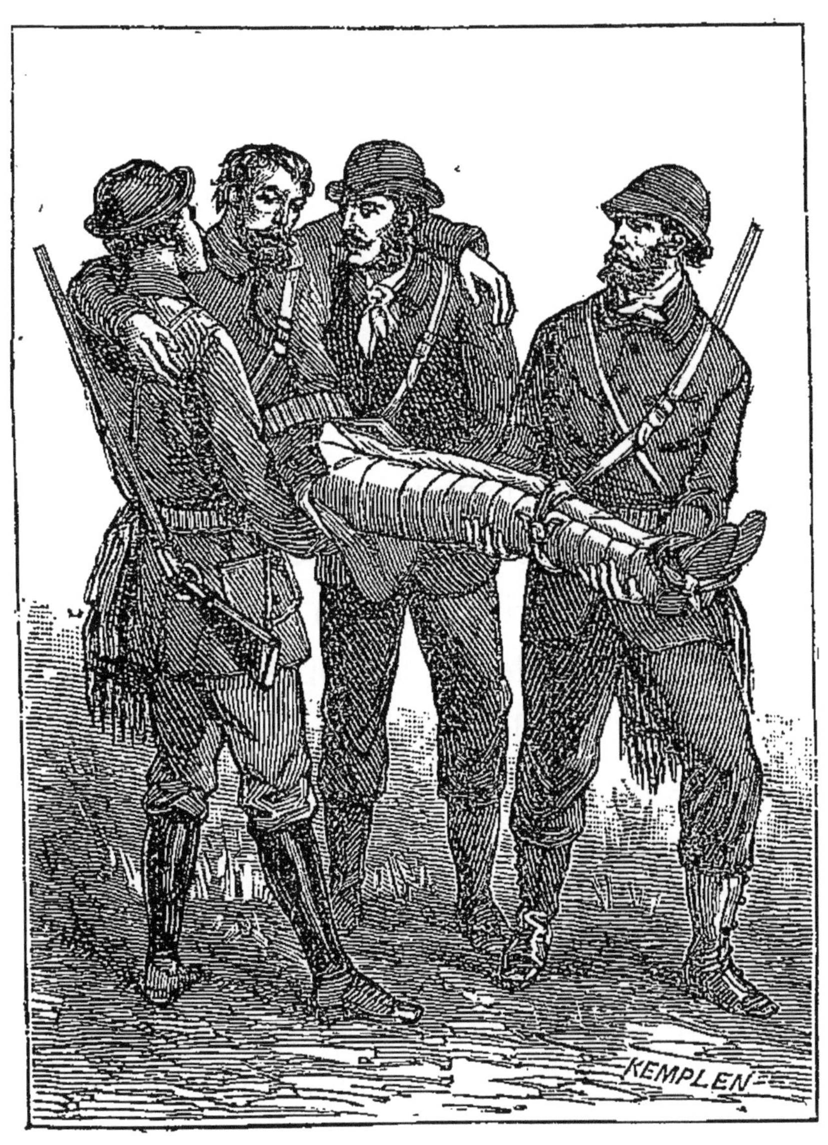

Fig. 2.

la main restée libre, soutient la région malade. Tous deux se lèvent ensemble et marchent d'un pas égal vers la voiture ou le brancard, sur lequel ils descendent *doucement* le patient, en recommandant bien à ce dernier de se laisser soulever et de ne faire lui-même aucun effort.

Il faut éviter avec soin, les saccades, les mouvements brusques, toujours très douloureux pour le blessé et capables d'augmenter la gravité de son accident.

Lorsqu'un blessé a conservé assez de force pour s'aider avec les bras, un seul homme peut le relever et le transporter jusqu'à une voiture voisine, soit en le portant sur son dos, soit en le prenant dans ses bras. Si le blessé est incapable d'efforts, ce transport est difficile et souvent même impossible. (C'est un mauvais système).

Nous allons maintenant dire quelques mots des plaies et des contusions en général, et nous aurons soin de bien insister spécialement sur les points qui rentrent plus particulièrement dans notre programme.

Art. 2. — Des Plaies en général

Une plaie est une solution de continuité des parties molles ouverte à l'extérieur et produite par une cause mécanique.

Quoique les plaies par instruments tranchants et piquants rentrent plutôt dans notre cinquième chapitre, nous croyons devoir les placer ici, à la suite des plaies en général.

Division des Plaies. — Les plaies se divisent en :

Plaies par instruments tranchants ;

Plaies par instruments piquants ;

Plaies par instruments contondants.

Les plaies par armes à feu, par arrachement, par broiement, par morsures de chevaux, rentrent dans la troisième catégorie, c'est-à-dire dans les plaies par instruments contondants.

Plaies par instruments tranchants

Les instruments qui les produisent sont nombreux : Ce sont les couteaux, les rasoirs, les haches, les sabres, le verre, etc., etc. ; elles sont immédiatement suivies d'écartement des bords de la plaie, d'écoulement de sang et de douleur.

Le pronostic (conjecture sur ce qui doit en résulter) de ces plaies dépend de leur étendue et de leur profondeur. Lorsque la peau seule est intéressée, la blessure n'est pas grave, la section des muscles n'ajoute pas sensiblement à sa gravité. Nous n'en saurions dire autant de la lésion des nerfs, des tendons et *surtout* des artères et des grosses veines, qui peut avoir les plus graves conséquences. C'est dans ces plaies des gros vaisseaux, par instruments tranchants, souvent suivies d'hémorrhagies *foudroyantes*, que l'on aura besoin de se rappeler ce que nous avons dit plus haut du garrot, de la compression digitale et de la pince hémostatique de notre petite trousse.

La réunion immédiate doit toujours être tentée dans ces sortes de plaies ; cela veut dire qu'il faut toujours essayer d'obtenir le *recollement des parties divisées sans suppuration.* Pour cela après avoir bien nettoyé la plaie avec de l'eau ordinaire ou de l'eau alcoolisée ou phéniquée : (mettre moitié eau-de-vie et eau, ou quart d'alcool et trois quart d'eau). Pour l'eau phéniquée, mettre seulement un gramme d'acide phénique pour 100 grammes d'eau ou

Acide phénique........... 10 gram.
Eau...................... 1 litre

Donc, après avoir bien lavé la plaie avec une des solutions ci-dessus, on en rapprochera les bords jusqu'à l'adhérence complète, et on les maintiendra en cette place au moyen du taffetas agglutinatif qui se trouve dans notre trousse ; mais si la plaie est *profonde* il faudrait faire des sutures, c'est-à-dire la recoudre.

Plaies par instruments piquants

Les instruments qui les produisent sont aussi très variés ; elles peuvent en effet être déterminées par des canifs, des ciseaux, des éclats de verre, des épées, des fleurets, des couteaux de chasse, etc., etc. Elles diffèrent de celles que nous avons étudiées plus haut par plusieurs caractères, tenant à ce que la pointe de l'instrument vulnérant s'insinue dans les tissus en les écartant sans les diviser. Aussi l'écoulement de sang est peu considérable et il y a peu ou point d'écartement des bords.

Elles sont donc d'une apparence bénigne, mais il ne faut pas les juger à leur aspect extérieur. La pointe d'un fleuret, d'une épée ou d'un couteau de chasse, par exemple, peut pénétrer entre deux côtes ; léser le poumon, le cœur, et par là même produire des désordres considérables sans que l'ouverture extérieure soit bien grande. Il en est de même au niveau de la cavité abdominale et des cavités articulaires. Ce qu'il importe surtout d'éviter ici, *c'est la communication de la cavité ouverte avec l'air extérieur*. Dans ces plaies par instruments piquants, siégeant au niveau des articulations, ou des trois grandes cavités splanchniques (crâne, poitrine, ventre), l'on ne sait pas toujours si elles sont pénétrantes ou non ; il serait même *téméraire* d'essayer de s'en assurer par des sondages.

On devra donc, dans tous ces cas, pratiquer l'occlusion complète (fermer la plaie); on le fera avec du taffetas agglutinatif, ou de la ouate et du collodion; on applique la ouate sur la plaie, et sur la ouate on verse un peu de collodion, que l'on a soin d'étendre avec le doigt ou avec un pinceau.

Plaies contuses

Ce sont les plus fréquentes ; on conçoit facilement cette fréquence quand on réfléchit à la quantité considérable d'agents contondants susceptibles d'atteindre nos tissus. Les progrès de l'industrie ont eu pour effet d'augmenter le nombre de ces blessures et d'en accroître la gravité. Nous ne parlerons ici que des plaies contuses ordinaires, renvoyant à un article spécial les plaies par armes à feu et plus particulièrement les plaies par balles et plombs de chasse.

Les plaies contuses offrent un grand nombre de degrés, depuis la simple excoriation du derme jusqu'à l'attrition complète de tous les tissus. Le volume, la masse et la direction du corps vulnérant ont une grande influence sur la profondeur et l'étendue de la blessure. Un corps vulnérant, même très volumineux, peut ne produire qu'une excoriation de l'épiderme et de la peau, si la direction est très oblique ; si, au contraire, il frappe *directement* les tissus, la peau, les muscles, les tendons peuvent être dilacérés et *broyés*.

Le caractère ordinaire des plaies contuses est de présenter des bords irréguliers, inégaux, dentelés ; souvent, des lambeaux de peau plus ou moins volumineux sont arrachés et complètement décollés des parties sous-jacentes.

La suppuration est presque inévitable dans les plaies contuses, aussi ne faut-il pas tenter la réunion *immédiate*, que l'on obtient presque toujours dans les plaies par instruments tranchants; on doit surtout s'attacher à bien laver la plaie, avec de l'eau alcoolisée ou phéniquée et à la débarrasser de tout corps étranger, grains de sable, terre, etc., etc. S'il s'agit d'une plaie de tête, il faut *toujours raser les environs* de la plaie; on la recouvre ensuite de charpie imbibée d'un des liquides mentionnés plus haut, et maintenue par une compresse et une bande.

ART. 3. — DES CONTUSIONS

La contusion est la lésion produite dans les tissus par un corps mousse, à surface plus au moins large, sans solution de continuité à la peau ; elle est très fréquente dans les chutes de cheval et peut atteindre toutes les parties molles jusqu'aux os ; la simple contusion de la peau se reconnaît à la coloration bleue que prennent les téguments immédiatement après l'accident. Cette coloration spéciale qui porte le nom d'ecchymose résulte de l'infiltration du sang de proche en proche dans le tissu cellulaire ; elle ne se montre qu'après un certain temps dans les lésions profondes des muscles sans lésions de la peau. Il est habituel de la voir s'étendre pendant les premiers jours qui suivent la chute, et changer ensuite d'aspect : de bleue ou de noirâtre qu'elle était au début, elle devient ardoisée, jaune et finit par disparaître. Ces modifications successives sont dûes à la matière colorante du sang qui prend peu à peu ces nuances diverses avant de se résorber.

Le repos absolu de la partie malade est la première règle à observer dans les cas de contusions, le défaut de repos pouvant entraîner des complications très sérieuses. Les blessés se soumettent assez facilement à cette prescription, car tout mouvement est en général pour eux une cause de douleur.

On appliquera ensuite sur la région contuse, une compresse imbibée d'eau blanche ou d'eau-de-vie camphrée, afin de faciliter la résorption du sang infiltré sous les tissus. Les *sangsues*, que le monde ignorant des choses de la médecine admettrait volontiers dans ces cas, ne sont d'aucune utilité. La *fameuse teinture d'arnica*, qui jouit d'une si grande faveur n'est bonne et n'agit que par l'alcool qu'elle contient ; elle n'a donc aucune efficacité spéciale, et pour notre compte nous lui préférons de beaucoup l'alcool camphré. Lorsqu'il y a contusion avec décollement de la peau et rupture de quelques petites branches artérielles, ce n'est pas une ecchymose qui se produit, mais un épanchement sanguin, une bosse sanguine.

Certaines régions, la tête en particulier, sont très prédisposées aux bosses sanguines. La disposition particulière des tissus dans ces régions engendre cette prédisposition. La compression de la partie contusionnée pratiquée, immédiatement après l'accident, peut parfois empêcher la production d'une bosse sanguine. On la fait en plaçant sur le point contus, une pièce de monnaie sur laquelle on presse fortement. Si, malgré l'emploi de ce moyen, la bosse sanguine apparaît, on applique dessus un linge plié en plusieurs doubles, imbibé de liquide résolutif (alcool eau blanche) que l'on maintient avec une bande serrée : *chez les petits enfants*, il ne faut *jamais serrer fortement une bande, surtout aux membres* ; j'ai vu la *gangrène* survenir au bout de 36 heures chez un enfant de 18 mois; une bonne avait trop serré le bras pour panser une légère brûlure.

ART. 4. — CHUTE SUR LA TÊTE ET PLAIES DE TÊTE, FRACTURE DES OS DU CRANE

La chute sur la tête détermine une simple contusion des parties molles, avec ou sans bosse sanguine, une plaie du cuir chevelu, ou une lésion des parties profondes : os du crâne, cerveau, etc., etc.

Pour ce qui concerne la simple contusion,

avec ou sans bosse sanguine, nous renvoyons à l'article précédent.

Nous n'avons donc plus rien de spécial à dire sur les plaies de tête qui rentrent toutes dans une variété dont nous avons parlé plus haut. Notons cependant que quelle qu'en soit la cause, il faut toujours avoir soin de *couper les cheveux* autour de la plaie dans une large étendue, si l'on pouvait les *raser* cela serait encore préférable ; il faut aussi tenter la réunion *immédiate*, au moyen de longues bandes agglutinatives.

Les fractures des os du crâne entraînent presque toujours, et fatalement, une lésion du cerveau ou des enveloppes (des méninges), mais le cerveau peut être atteint sans que les os du crâne soient brisés. Il se produit alors un phénomène particulier, résultant de la transmission au cerveau par les os, de l'ébranlement qu'ils ont subi à la suite du choc. *C'est la commotion cérébrale* qui reconnaît plusieurs degrés : Tantôt le blessé est pris d'un étourdissement rapide, accompagné d'éblouissements, de bourdonnements d'oreille ; il chancelle quelquefois sans tomber et ne perd jamais connaissance. Tantôt il tombe instantanément et perd connaissance pendant un certain temps, puis les fonctions nécessaires à la vie se rétablissent. D'autres fois, il est comme foudroyé, s'agite convulsivement, et meurt sur le coup. La fracture des os du crâne se produit à l'endroit même où le choc a eu lieu, ou à une certaine distance du point frappé. Le lieu d'élection de cette dernière est la base du crâne. Un écoulement de sang par le *nez*, par la *bouche*, par les *oreilles*, qui se *prolonge* un certain temps à la *suite d'une chute*, est *toujours* de mauvais augure ! *C'est très grave* ! ranimer le blessé est la seule indication qu'un homme du monde soit en état de remplir ici. Aussi n'indiquerons-nous pas les symptômes des fractures du crâne, qu'un chirurgien exercé peut seul reconnaître et interpréter. On remédiera à la perte de connaissance en suivant les prescriptions énumérées au début de ce Manuel. — Voyez syncope Pages 12 et 13.

Art. 5. — Fractures en général

Par leur gravité dans un grand nombre de cas, par leur grande fréquence, les fractures méritent une large part dans ce petit Manuel, spécialement destiné aux gens du monde, aux sportsmen : Ici des soins *immédiats sont nécessaires* ; d'abord, pour ménager la douleur qui est souvent très vive, si les blessés ne sont pas relevés et transportés avec *beaucoup* de précautions et d'intelligence, et aussi pour prévenir des complications graves, résultant de mouvements intempestifs, d'efforts que peut tenter le blessé pour marcher, alors qu'il n'est pas encore convaincu de son impuissance à le faire.

Mais avant d'aller plus loin nous devons rappeler ici quelques notions générales, donner quelques détails anatomiques, qui aideront beaucoup à l'intelligence de ce qui va suivre.

On appelle *fracture* la solution de continuité d'un os par une cause violente et brusque.

On dit que la fracture est *simple*, quand l'os *seul* est lésé, qu'il y a intégrité de la peau qui le recouvre. Elle est, au contraire, *compliquée* si la peau est déchirée et si pour cette cause l'air extérieur arrive en contact des surfaces osseuses fracturées.

Par la fracture, l'os est le plus souvent

divisé en deux parties, qu'on appelle *fragments*. Ces fragments peuvent être de longueur très différentes, suivant le siège de la fracture.

La fracture d'un os se reconnaît à certains signes, les uns dits *physiques*, et les autres *rationnels*. Un chirurgien exercé est seul compétent pour interpréter ces derniers, aussi les négligerons-nous presque complètement pour ne nous occuper que des premiers qui sont plus à la portée des gens étrangers à la chirurgie et à l'aide desquels il leur est possible d'arriver à reconnaître une fracture.

Ce sont :

1° La déformation du membre ;

2° La mobilité anormale ;

3° La crépitation.

1° La *déformation* se reconnaît facilement par la comparaison avec le membre sain, du moins dans beaucoup de cas. Le membre, au lieu d'être droit, formera souvent une courbe, plus ou moins accentuée, un angle, dont le sommet sera plus ou moins en relief.

2° La *mobilité anormale* est facile à reconnaître. On obtient des mouvements là où régulièrement il n'en existe pas. Il suffit de prendre par ses deux extrémités, l'os qu'on suppose fracturé. Prenons celui du bras, par exemple : si l'on cherche à le fléchir, on voit qu'on le peut, qu'on peut de même exagérer la déformation. En cherchant à porter les fragments l'un dans un sens, l'autre dans un sens contraire, en cherchant à faire frotter leurs extrémités, on constate aussi cette mobilité anormale et du même coup la *crépitation*.

3° La *crépitation* est un craquement particulier qui donne l'idée d'un frottement de deux surfaces rugeuses, parfois une espèce de grincement que le blessé perçoit lui-même. Il n'est pas nécessaire que tous ces signes soient réunis pour affirmer une fracture ; il suffit pour cela d'avoir constaté l'un d'eux d'une façon très nette. *Il est inutile de faire remarquer que les manœuvres ci-dessus doivent être faites avec la plus grande douceur,* sous peine de causer de graves désordres et des complications sérieuses, et même dans le doute, il sera préférable de se comporter comme si c'était une *fracture,* plutôt que de faire souffrir le blessé par des explorations intempestives qui sont ici du ressort d'un chirurgien éclairé. Tous les os peuvent être fracturés, mais il en est qui, par leur situation, leur conformation, y sont plus particulièrement exposés. Telle est la *clavicule,* surtout la gauche, qui est souvent atteinte dans les chutes de cheval. Cette fracture résulte le plus souvent d'un choc contre le sol. D'ailleurs, les os des membres, et particulièrement ceux des

4

membres supérieurs, sont le plus souvent lésés.

Les deux membres supérieurs prennent leur point d'appui sur la poitrine, par une ceinture osseuse et que constituent les deux omoplates et les deux clavicules : C'est ce qui forme l'épaule à laquelle fait suite le bras renfermant un seul os, *l'humérus.*

A l'extrémité du bras est l'*avant-bras*, qui lui est relié par l'articulation du coude et qui renferme deux os, le *radius* et le *cubitus.*

Le *radius* en dehors, du côté du pouce, et le *cubitus* en dedans, du côté du petit doigt.

Le bras et l'avant-bras forment aussi deux longs leviers, à l'extrémité desquels se trouve la main. Nous parlerons ici seulement des fractures de la clavicule, du bras et de l'avant-bras.

Fractures de la clavicule

(*A*). *Fractures de la clavicule.*—Il y a eu chute sur l'épaule, ou violence directement exercée sur la clavicule. Le blessé, s'il se relève, prend alors une attitude spéciale. Il incline un peu la tête et le tronc du côté où siège la fracture, et d'ordinaire il soutient l'avant-bras du côté malade, avec la main du côté opposé ; il a beaucoup de peine à élever le bras et à le porter en avant.

En promenant la main le long de la clavicule on perçoit une déformation, une saillie, formée par l'un des fragments, et si, saisissant ces fragments avec deux doigts de chaque main, on les porte en sens contraire, la crépitation se fait parfois sentir. Le meilleur bandage provisoire, dans ces cas, consiste en une écharpe que l'on peut faire avec un mouchoir, un foulard plié en triangle, dont deux chefs (deux bouts) sont serrés sur l'épaule saine, et dont le plein (le milieu) renferme l'avant-bras et la main, pendant que la pointe du triangle est repliée en avant de façon à bien embrasser le coude. Voir Fig. 3, page 53.

Si les fragments de la clavicule avaient une trop forte tendance à saillir sous la peau, qui, de ce fait, pourrait se trouver menacée de perforation, il faudrait introduire, dans le fond de l'aisselle un petit coussin, formé avec un mouchoir chiffonné, une petite botte d'herbe, etc., etc., rapprocher, au moyen d'un bandage circulaire, le sommet du coude de la poitrine et, de la sorte, avec tout l'humérus comme bras de levier, attirer l'épaule en dehors.

Fracture du bras

(*B*). *Fracture du bras.* — L'os du bras, ou humérus, peut être fracturé sur plusieurs

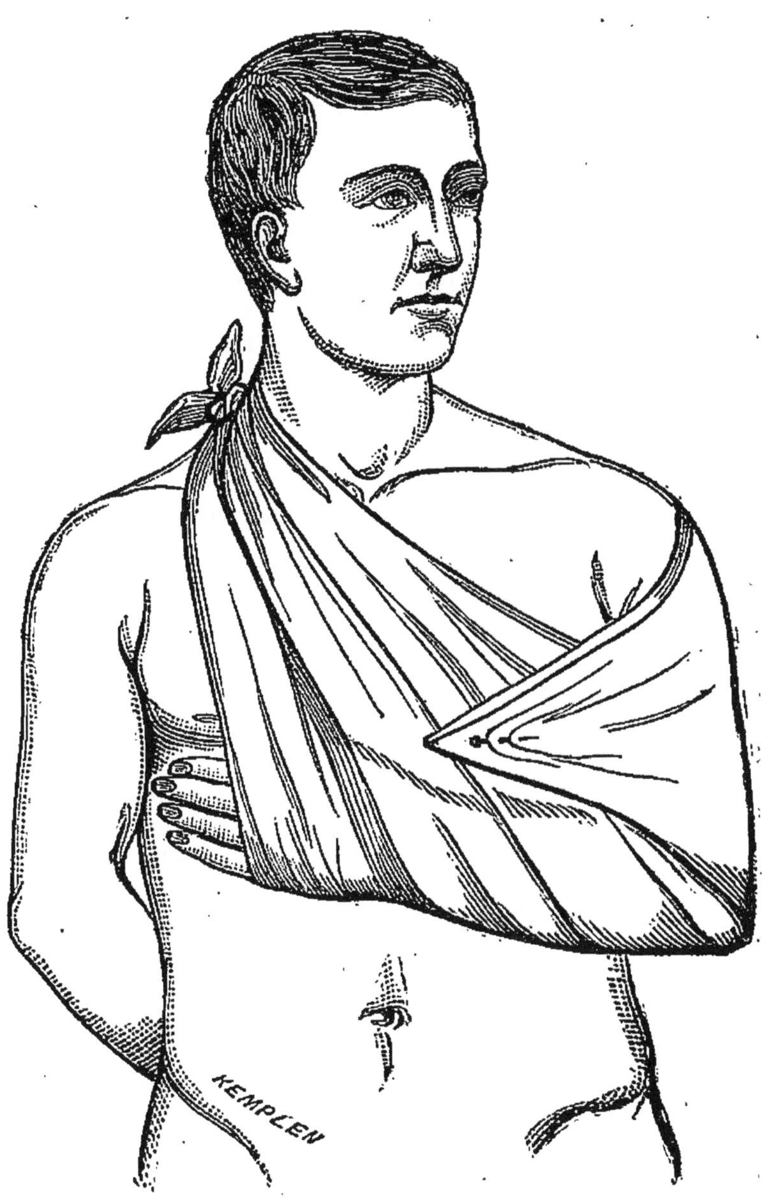

Fig. 3.

points : à l'une de ses extrémités ou sur un point plus ou moins rapproché de la partie moyenne.

Cette dernière fracture seule, pourra être parfois reconnue facilement à la saillie considérable que forme le fragment supérieur entraîné en dehors et en avant. D'ailleurs, quelle que soit l'espèce de fracture en présence de laquelle on se trouve lorsqu'on voit un blessé qui vient de faire une chute violente sur l'épaule, le coude ou le bras, que le blessé est dans l'impossibilité de se servir de ce membre, on peut se contenter du même traitement provisoire : une écharpe soutenant bien l'avant-bras et la main, laissant le coude en liberté, pour que par son seul poids il exerce une petite traction sur le fragment inférieur et tende ainsi à corriger son chevauchement sur le fragment supérieur.

Pour mieux encore immobiliser le bras,

on pourra l'appliquer fortement contre la poitrine, au moyen d'une bande ou d'une ceinture un peu large.

Fracture du radius (dite du poignet)

C. Fracture du radius. — L'avant-bras, avons-nous dit, renferme deux os : le *cubitus* et le *radius*. La fracture simultanée de ces deux os est dite fracture de l'*avant-bras ;* elle est assez rare, produite d'ordinaire par un choc direct, elle ne s'accompagne pas de grands désordres, de grands *déplacements.*

Il suffit de tenir l'avant-bras dans une écharpe, en attendant l'application de l'appareil définitif. Le plus souvent, à la suite des chutes sur la main, le radius se fracture seul, c'est ce qu'on appelle dans le public la fracture du *poignet.* — Le radius, nous le rappelons, est cet os placé à la partie externe de l'avant-bras quand la paume de la main est tournée en haut, c'est-à-dire, l'os du *côté* du *pouce*. Cette fracture se reconnaît à la déformation du poignet, très augmenté de volume et qui latéralement, du côté du pouce, présente une déformation dite en *dos de fourchette*. Du reste, à la suite d'une chute violente sur la paume de la main, s'il y a une douleur vive au niveau du poignet, ou un peu au-dessus, le plus souvent il y aura fracture de l'extrémité du *radius*.

Le meilleur traitement provisoire consistera dans l'application d'une petite écharpe attachée à l'habit et disposée de façon à bien contenir l'avant-bras, mais dont le bord inférieur ne doit pas s'étendre au-delà du talon de la main qui restera libre et *pendante*.

Telles sont les fractures que l'on rencontre le *plus souvent* aux membres supérieurs, et tels sont les moyens d'y remédier *provisoirement*.

Nous allons passer en revue maintenant celles que l'on observe le *plus souvent* aux membres inférieurs.

Les membres inférieurs prennent un point d'appui solide sur le *bassin*. (Os de la hanche). On y distingue aussi trois segments : la cuisse, la jambe, le pied.

La cuisse renferme un *seul* os : le *fémur*. La jambe en renferme deux : le *tibia* en dedans et au côté externe du tibia, le *péroné*, petit os long, fragile, que l'on ne sent bien qu'à ses extrémités, surtout à l'inférieure, où il forme la malléole externe (cheville du pied).

La cuisse est reliée à la jambe par le genou, au devant duquel est un petit os, mobile en tous les sens, c'est la rotule.

Fractures de cuisse (ou Fémur)

A. Fractures de cuisse. — Les chutes sur la hanche, sur le genou, sont les causes les plus ordinaires des fractures du fémur. Dans le premier cas, la facture porte d'ordinaire sur la partie supérieure de cet os, et s'il n'y a pas de déplacement, de déformation trop notable, on peut la soupçonner en voyant l'impossibilité qu'a le blessé à marcher. Le pied est fortement renversé *en dehors* et avec lui, tout le membre inférieur se trouve ainsi couché sur la face externe.

Dans ce cas il y a une fracture du *col* du fémur et mon maître, M. le Dr Alphonse Guérin, m'a plusieurs fois prouvé, que la *guérison était certaine, si l'on n'imprimait pas de mouvements au membre blessé, pour rechercher la mobilité et la crépitation.*

Quand la fracture porte sur la partie moyenne de l'os, ou sur le tiers inférieur, elle se traduit par une grande exagération de la convexité normale de la cuisse sur ce point, et cette déformation est dûe à la saillie que fait le fragment supérieur qui a de la tendance à se porter en avant et en dehors.

Quelle que soit du reste la variété de fracture, pour transporter le blessé dans une voiture, sur un brancard, sur une civière, il faudra toujours avoir bien soin de disposer le membre fracturé, et avec de grandes précautions, sur un double plan incliné et qu'il sera toujours facile d'improviser, avec du linge, des herbes, de la paille, du foin, etc., etc. Il sera bon de plus d'assujétir le membre sur ce plan, au moyen de deux liens passés l'un sur la cuisse, l'autre sur la jambe et disposés de façon à bien appliquer le sommet du plan incliné dans le creux du jarret.

Un petit détail à ajouter aux instructions que nous avons déjà données plus haut à propos du transport des blessés en général, c'est qu'il faut toujours *ici* un aide spécialement chargé de soutenir le membre fracturé, mettant une main au niveau de la fracture, et l'autre à l'extrémité, sous la jambe pour éviter tous mouvements. Voir Fig. 2, page 29.

Fractures de la rotule

Les fractures de la rotule s'observent à la suite de chutes sur le genou, de contractions musculaires très violentes, telles que celles nécessaires pour empêcher une chute en arrière, quand le corps tend à être emporté trop brusquement de ce côté.

On reconnaît cette fracture à ce que à la place ordinaire de la rotule, le doigt perçoit une espèce de rainure, de rigole, où il peut s'enfoncer plus ou moins profondément, limitée en haut et en bas, par deux rebords résistants. (Les fragments écartés). De plus, le blessé ne peut faire *un pas en avant* ; couché il ne peut pas élever la jambe au-dessus du plan sur lequel il repose. D'ailleurs, quand on aura bien constaté la rainure que nous venons d'indiquer, il faudra se garder de rechercher les autres signes, car on ne ferait qu'augmenter l'*écartement* des fragments qu'on doit avant tout avoir pour but de prévenir. Pour obtenir ce dernier résultat, nous ne voyons rien de mieux à conseiller que de maintenir le membre blessé dans la rectitude la plus complète, sans la plus légère flexion du genou.

Fractures de jambe

Dans les accidents dont nous nous occupons, les fractures de jambe tiennent une place très importante, car il n'est pas rare de les voir se compliquer de *plaies*, ce qui en augmente de *beaucoup* la *gravité*.

Cette complication survient souvent à la

suite d'efforts intempestifs que fait le malade pour se *relever*. Le fragment supérieur qui faisait déjà saillir fortement la peau à son niveau, l'embroche et la déchire. Aussi, pour prévenir cet accident, dès qu'on verra sur la jambe une déformation notable, faudra-t-il empêcher le blessé de faire des efforts pour se *relever* et lui bien recommander d'attendre qu'on vienne le faire, avec toutes les précautions que nous avons déjà indiquées.

Si la peau présente seulement une petite déchirure, il faudra *immédiatement* la fermer à l'aide de taffetas.

Au reste, quelle que soit la variété de la fracture de jambe, en présence de laquelle on se trouvera, le meilleur appareil, pour bien maintenir les fragments *provisoirement*, sera celui de la Fig. 4, page 63 (Dr Granjux, *Manuel du Brancardier régimentaire*) dont voici la définition : on prend une cou-

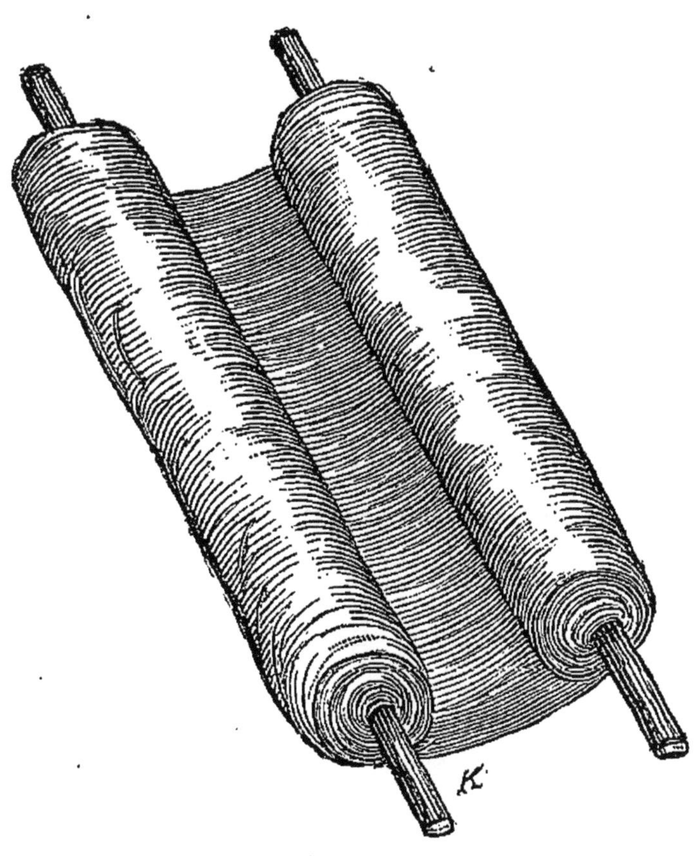

Fig. 4.

verture, un drap de lit, etc., que l'on plie en lui donnant une longueur un peu plus grande que celle du membre blessé, puis on l'enroule *latéralement* autour de deux bâtons. Le membre blessé est placé dans l'intervalle des deux rouleaux, que l'on serre ensuite avec des liens, bandes, mouchoirs, etc., etc. Fig. 5, page 65.

Pour bien placer la jambe entre les deux rouleaux, il faut glisser les mains avec précaution au-dessous d'elle, saisir fortement les fragments au-dessus et au-dessous du siège de la fracture, et la soulever ainsi aussi légèrement que possible au-dessus du sol.

Il existe une fracture, dite des deux malléoles, (des deux chevilles), cette variété de fracture est caractérisée par une forte encoche, au-dessus de la malléole externe (de la cheville externe, du côté du petit orteil) par un renversement du pied en *dehors*, et

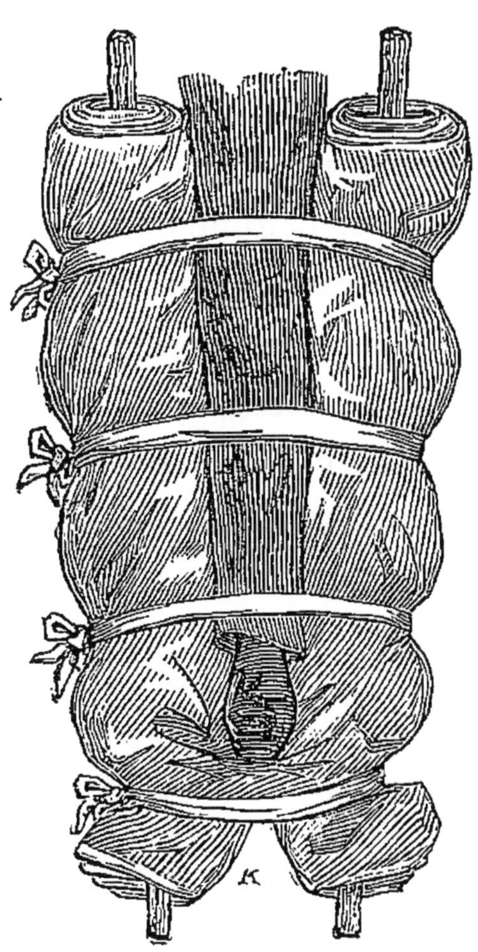

Fig. 5.

par une forte sallie du fragment supérieur du tibia, au-dessus de la malléole interne, (de la cheville du côté du gros orteil) la peau est tellement distendue à ce niveau qu'elle semble menacée de rupture.

Dans ce cas, comme dans le cas précédent, il faut *avant tout*, avoir soin de bien immobiliser le membre dans l'appareil que nous venons de décrire plus haut, et attendre l'arrivée du chirurgien ; toutes manœuvres pourraient être causes de complications très graves ! !

Fractures de côtes

Les fractures de côtes sont relativement assez fréquentes, à moins qu'elles ne soient compliquées de plaies, de déchirures des organes qu'elles recouvrent ; elles constituent en général un accident qui n'est pas très grave.

On les reconnaît à la grande gêne qu'éprouve le blessé à tousser, à respirer profondément.

Parfois, la main appliquée sur la poitrine, au niveau du point douloureux, perçoit la *crépitation*, surtout quand le blessé fait des efforts pour tousser.

Pour soulager la douleur d'une façon notable et immédiate, il n'y a pas de meilleur moyen qu'une *large ceinture*, appliquée autour de la poitrine et remontant jusque sous les aisselles. De la sorte les parois thoraciques sont convenablement affermies et se meuvent avec ensemble.

ART. 6. — DES LUXATIONS EN GÉNÉRAL

On donne le nom de luxation à un déplacement anormal et permanent des surfaces articulaires : Les luxations sont *simples* ou *compliquées.*

Elles sont simples, quand l'os luxé a quitté sa place, sans occasionner dans les parties avoisinantes des désordres pouvant avoir des suites graves : elles sont compliquées dans le cas contraire.

Les symptômes qui accompagnent les luxations sont plus ou moins faciles à constater, suivant l'époque de l'accident. Immédiatement après, la *déformation* et l'*impotence* du membre sont constatées sans grandes difficultés, et ont une grande valeur, le membre malade présente des *changements* dans sa longueur, il est tantôt allongé, tantôt raccourci, mais on observe *surtout* ce changement dans la direction du membre ; ces changements se constatent en comparant le membre fracturé avec celui du côté opposé. Il y a souvent aussi une dépression là où existait une saillie ; les mouvements de l'articulation sont très difficiles, ou même impossibles.

Les luxations simples sont beaucoup plus fréquentes que les luxations compliquées, et ces luxations se réduisent en général avec facilité, quand elles sont récentes. Une luxation doit être réduite le plus tôt possible; une *main exercée peut seule opérer cette réduction.*

Les Rebouteurs

La réduction d'une luxation est une question de chirurgie, et nous ne pourrions trop répéter combien de fois les rebouteurs de nos campagnes, et même *de Paris*, ont estropié, à tout jamais, des blessés qui au début n'avaient que des luxations simples.

Pour réduire une luxation ou une fracture, il faut, avant tout, bien connaître son anatomie. Un docteur en médecine est obligé de travailler *au moins* trois ans pour apprendre seulement l'anatomie : l'ostéologie (les os), la myologie (les muscles), la névrologie (les nerfs), l'angéiologie (les vaisseaux, artères veines), l'arthrologie (les articulations), etc., etc. — et l'on veut qu'un homme qui, les trois quarts du temps, ne sait même pas lire ! puisse remettre une épaule, un bras, une cuisse, sans savoir, sans même se douter comment ces membres sont composés, sans jamais avoir disséqué ! Mais c'est absolument comme si à moi, médecin, l'on me demandait de réparer une montre brisée ! ! !

L'on me répondra que ces gens ont une grande pratique, que c'est de la *routine*. Hélas ! je le reconnais, c'est vrai, et s'il ne s'agissait pas d'une question aussi grave, je me garderais bien d'essayer ici de détruire des préjugés aussi fortement enracinés. J'avoue que le rebouteur arrive souvent, à force de tâtonner, à réduire une luxation ; mais aussi combien de fois ces charlatans, n'ont-ils pas pris une fracture du péroné, avec arrachement de la malléole (de la cheville), pour une *entorse*, et combien de fois ne voyons-nous pas dans nos hôpitaux, *même à Paris*, de pauvres diables complètement estropiés par les rebouteurs ! *L'erreur* de *diagnostic* et *surtout* le *massage*, sont causes qu'il est survenu des complications si sérieuses, que l'amputation du membre est la seule ressource pour sauver le patient.

Nous nous contenterons d'indiquer ici les soins immédiats propres à *toutes* les luxations ; pour nous ils doivent se réduire à *immobiliser* la région ou le membre blessé, et à traiter la contusion plus ou moins forte qui accompagne *toujours* ce genre d'accident, en faisant des applications de compresses résolutives (eau blanche, alcool camphré, etc.). Nous dirons quelques mots des principales luxations. Ce sont, par ordre de fréquence, les luxations de l'épaule, du coude, du pied, de la hanche et celles des vertèbres cervicales (du cou).

Luxations de l'épaule

La luxation de l'épaule, la plus fréquente de toutes, reconnaît plusieurs causes. Elle est dûe tantôt à une chute sur le coude, le bras étant écarté du tronc, tantôt à une chute sur le moignon de l'épaule ou à un coup ; d'autres fois à une simple contraction musculaire.

Il existe de nombreuses variétés de luxations de l'épaule, que nous réduirons à deux : luxation en avant, luxation en arrière. Dans la première variété, la tête de l'humérus (de l'os du bras) se porte en avant, et on le sent sous le creux de l'aisselle, ou sous la clavicule ; dans la seconde variété, qui est rare, elle se porte en arrière sous l'*épine* de l'omoplate (saillie triangulaire du haut de l'omoplate), la déformation et l'impotence du membre sont ici très manifestes, la plupart du temps. A l'état ordinaire, en appliquant la main sous la pointe de l'épaule et en faisant mouvoir le bras, on sent la tête de l'humérus remuer sous les doigts. Si cette dernière a quitté sa position normale pour se porter en avant ou en arrière, on ne le sent plus, et à sa place existe une dépression : C'est la dépression *sous-acromiale*, que l'on aperçoit facilement immédiatement après l'accident, mais que le gonflement rend moins sensible les jours suivants.

Tout mouvement spontané ou provoqué est souvent impossible et toujours douloureux : suivant les cas, le bras est éloigné ou rapproché du tronc et on ne peut l'écarter de la position qu'il a prise sans arracher au blessé des cris de douleur.

Notons enfin qu'une large ecchymose survenant à la surface interne du bras, à *la suite d'une chute*, doit toujours faire craindre une luxation de l'épaule.

Luxations du coude

Elles sont le résultat d'une chute sur le coude, sur la main. La variété la plus fréquente est celle dans laquelle le radius et le cubitus (les deux os de l'avant-bras remontent en arrière, derrière l'humérus (l'os du bras).

L'avant-bras étant dans la demi-flexion sur le bras, on trouve à la partie postérieure du coude, *trois tubérosités* sur la même ligne ; l'épicondyle en dehors du côté du pouce, l'olécrâne au milieu, et l'épitrochlée en dedans. L'olécrâne se porte en haut dans la luxation en arrière, et par conséquent se sent *au-dessus* des tubérosités latérales. En même temps l'humérus vient soulever le pli du coude et il remplace la dépression normale qu'on y trouve, par une saillie apparente. Ajoutons à cela l'impossibilité de fléchir complètement l'avant-bras sur le bras et nous aurons les trois signes principaux des luxations du coude.

Ces luxations se réduisent quelquefois facilement par quelques mouvements de traction et de rotation. Nous conseillons d'attendre le chirurgien et de mettre le bras en écharpe provisoirement.

Luxations du pied

Les luxations du pied amènent toujours une grande déformation de la région. Les deux os luxés, le péroné et le tibia, soulèvent la peau et la *percent* quelquefois. Le peu d'épaisseur des parties molles en ce point font la gravité de cette luxation ; elle doit être réduite le plus tôt possible ; elle est grave !

Luxations de la hanche

Les luxations de la hanche se font dans tous les sens, en haut, en bas, en avant et en arrière. Elles sont un peu moins fréquentes que celles que nous venons de détailler, mais elles sont aussi plus graves. L'inflammation est à craindre à la suite des déplacements articulaires de cette région et la réduction est souvent difficile, parfois même elle est impossible, il faut que la réduction soit faite sans retard.

Luxations des vertèbres cervicales (du cou)

Une chute sur la tête est habituellement la cause des luxations des vertèbres cervicales ; elles déterminent une immobilité absolue du cou dans l'extension ou dans la flexion, avec saillie des *apophyses épineuses* en arrière, dans ce dernier cas (on nomme apophyses épineuses les éminences naturelles des os de l'épine dorsale). Ce qu'il faut *surtout* redouter ici, c'est la lésion de la *moëlle.*

Elle peut ne pas exister au moment de l'accident et être produite consécutivement par les mouvements brusques ou mal compris. Aussi recommandons-nous de tenir le blessé couché sur le dos, et d'éviter, pour quelque motif que se soit, tout mouvement de la région cervicale, c'est-à-dire du cou.

Art. 7. — De l'entorse

L'entorse ou foulure du pied consiste dans la rupture et la distension des ligaments du cou-de-pied, avec ou sans épanchement sanguin articulaire ou sous-cutané, c'est-à-dire dans l'articulation ou sous la peau.

Elle est causée généralement par un mouvement *forcé* d'extension, de flexion, d'adduction ou d'abduction. Un homme tombe dans une ornière, se renverse les pieds en dedans ou en dehors, il se donne une entorse ; un autre se fait une entorse en marchant ou en sautant sur le bord du trottoir ; un troisième, dans une chute, où son pied restera pris sous lui, dans une position vicieuse, etc., etc. La douleur, le gonflement, et l'ecchymose sont les principaux phénomènes de l'entorse.

La douleur est quelquefois si vive au moment de l'accident, que le blessé est pris de syncope.

En général elle n'apparaît dans toute son intensité que plus tard, au moment du gonflement et de l'inflammation des parties lésées. La douleur se prolonge autant que la maladie elle-même et parfois lui survit.

Le gonflement existe toujours plus prononcé dans les points qui ont été le siège de déchirures. L'ecchymose apparaît d'ordinaire du deuxième au troisième jour de l'accident.

L'entorse du pied est légère et guérit au bout de quelques jours de repos, ou bien c'est un accident sérieux qui est souvent confondu avec la fracture du péroné. Chez les personnes lymphatiques elle peut être le siège et le point de départ d'inflammations chroniques et fongueuses de l'articulation tibio-tarsienne (du cou de pied) c'est-à-dire qu'elle peut être la cause de *tumeur blanche*. — Il faut donc toujours se bien préoccuper d'une entorse et attendre la disparition complète de la douleur et du gonflement avant de se livrer à une marche un peu longue.

Dans tous les cas d'entorse on mettra le membre blessé dans une gouttière, si la chose est possible ; on fera ensuite des applications d'eau froide. Un très bon moyen serait si l'on était près d'eau courante, ou près d'une chute d'eau, d'y *plonger* le *membre blessé* et de l'y laisser le plus longtemps possible, une heure et même plus, si le malade pouvait le supporter ; après l'on fera des applications d'eau blanche, d'alcool camphré ; pour le massage il faut *toujours attendre* le *chirurgien* afin d'être certain du diagnostic. *C'est ici que le rebouteur est à craindre !!* car l'on peut très bien croire à une entorse, quand il y a fracture du péroné par arrachement de la malléole (de la cheville). Avec du gonflement, l'erreur est très possible, et dans ce cas des manœuvres intempestives seraient *des plus funestes !!*

Le massage est une très bonne chose pour *achever* la guérison d'une entorse, mais encore faut-il savoir quand et comment l'on doit faire cette petite opération.

L'entorse est un accident qui peut arriver aussi bien à la chasse à tir, qu'à la chasse à courre, et même dans une simple promenade ; cependant l'on attrape souvent une entorse quand un cheval s'abat sous vous, et que le pied reste pris sous la monture ; c'est pour cette raison que j'ai classé cette lésion dans les accidents de la chasse à courre et des courses.

CHAPITRE III

Accidents de la chasse à tir

Art. 1. — Blessures par balles

Les balles sphériques étant en général plus employées dans nos chasses et dans nos battues, par la raison qu'il existe bien plus de fusils à âme lisse, que de carabines rayées, nous ne nous occuperons ici que des blessures par balles sphériques (balles rondes). La dimension du projectile varie selon le calibre de l'arme : les calibres 12, 16 et 20 sont les trois calibres les plus employés : le 12 est très gros, cette balle pèse 41 grammes 66 cent. aussi un projectile de cette dimension fait des blessures très graves. Les blessures faites par la balle sphérique, généralement désignées sous le nom de *coups-de-feu*, sont des contusions ou des plaies contuses.

Nous étudierons séparément les lésions des parties molles et celles des os. Les contusions des parties molles sont produites par des balles arrivées à la fin de leur course et qui n'ont pas assez de force pour traverser les tissus ; elles ne diffèrent pas sensiblement des contusions produites par tout autre corps contondant ; elles peuvent intéresser la peau seulement, ou la peau et les parties sous-jacentes. Au niveau du point touché, une eschare se forme qui s'élimine après quelques jours, et laisse une plaie nette, ayant de la tendance à la cicatrisation.

Les plaies contuses des parties molles affectent des formes diverses, tenant principalement à la direction de la balle. Lorsque

celle-ci a une direction très oblique par rapport au point frappé, elle détermine simplement une éraflure, des éraillures de la peau. Lorsque l'angle d'incidence est moins aigu, elle entame la peau dans toute son épaisseur et produit de véritables sillons, plus ou moins profonds. Si l'angle est encore plus ouvert, la balle perfore la peau, traverse les parties sous-jacentes, et ressort à une certaine distance du lieu où elle est entrée. On donne à cette espèce de blessure le nom de *séton*. Enfin, le projectile peut rester enclavé dans les tissus, comme dans un cul-de-sac et il n'y a alors qu'un orifice, celui d'entrée. Il est toujours difficile et souvent même impossible, au simple aspect d'un séton, fait par une balle sphérique, de pouvoir affirmer le lieu d'entrée et le lieu de sortie d'une balle.

Les plaies par balles s'accompagnent rarement de douleurs très vives, et dans la ma-

jorité des cas, elles ne laissent écouler que quelques gouttes de sang noir, qui se coagule immédiatement. Cependant, si un vaisseau artériel de quelque importance a été lésé, ou divisé, l'hémorrhagie est la règle. Des soins prompts et intelligents sont nécessaires dans ce cas, car cette hémorrhagie est souvent très abondante et peut être suivie de *mort !* si l'on n'y remédie pas *sur place.*

Trois principales indications sont ici à remplir : 1° *Débarrasser la plaie de tous les corps étrangers qu'elle contient.* Il arrive souvent qu'une balle a entraîné avec elle des débris de vêtements dont les extrémités sont visibles à l'extérieur ; il faut dans ce cas essayer de les retirer ; 2° Arrêter les hémorrhagies (voir plus haut à cet article) ; 3° Faire un premier pansement qui sera aussi simple que possible. Celui qui convient le mieux provisoirement et dans

tous les cas est le pansement à l'eau froide alcoolisée ou phéniquée : *tous* les baumes et onguents sont à rejeter absolument.

Les balles sphériques produisent dans les os les mêmes désordres que dans les parties molles, c'est-à-dire des éraillures, des sillons et des sétons ou bien elles les brisent. L'effet produit dépend de la force d'impulsion du projectile et de sa direction. Les sétons des os sont très souvent accompagnés de félures, de là leur gravité. Lorsqu'une balle animée de toute sa force frappe un os sous un angle droit, elle le brise en éclats et souvent même le réduit en fragments extrêmement petits ; on observe rarement des fractures nettes à la suite de coups de feu. Il faut pour les produire que le projectile soit arrivé à la fin de sa course. Dans ce dernier cas il peut même ne pas avoir assez de force pour fracturer l'os et être dévié par lui. On cite des exemples de déviation remarquables. Tantôt c'est une balle entrée au niveau du sternum, qui glisse sur le bord de cet os, le long des côtes et va sortir au niveau de l'épine dorsale. Tantôt c'est un projectile qui a contourné la tête, en passant entre les os du crâne et le cuir chevelu ; il en est d'autres qui ont décrit une demi-circonférence autour de la cuisse, du bras, du cou ; faits remarquables, mais malheureusement rares, dont on ne connaît pas la véritable cause.

Les fractures des os déterminées par le choc d'une balle sont faciles à reconnaître et sont toujours graves. Pour ces blessures avec fractures par coup de feu, il n'existe pas de meilleur pansement que celui de mon maître, M. le Docteur *Alphonse Guérin*, c'est-à-dire le *pansement à la ouate.* Il faut avoir soin de bien envelopper le membre blessé avec une grande quantité d'ouate (500 grammes pour un bras, 800 grammes pour une jambe). C'est alors qu'on commence à appliquer les bandes. La striction exercée par les bandes doit être progressive et doit arriver à être *très* énergique à la fin du pansement. Il faut pour un bras au moins 50 à 60 mètres de bandes, le double pour une jambe. Tous les chirurgiens connaissent ce pansement.

ART. 2. — BLESSURES PAR PLOMBS DE CHASSE

Les plombs de chasse tirés à grande distance agissent isolément et font des blessures peu profondes et sans gravité. Ils restent souvent sous la peau où on les sent facilement rouler sous les doigts ; on peut essayer de les extraire avec les pinces de notre petite trousse : on aura soin de bien les *fixer* entre le pouce et l'index de la main gauche, avant d'introduire les pinces ou de faire la petite incision. Dans les blessures de l'œil par plombs de chasse, il faut bien se garder de toutes manœuvres. Tirés de très près, ou à bout portant, les plombs de chasse font *balle*, et des blessures très graves. Les plaies sont déchirées, inégales, déchiquetées, noirâtres et elles guérissent difficilement.

ART. 3. — BLESSURES PAR FUSILS QUI ÉCLATENT, ETC.

Enfin, le fusil éclate quelquefois entre les mains ; heureusement que depuis l'invention des armes se chargeant par la culasse, cet accident est devenu plus rare. La fermeture (la bascule du fusil) peut pourtant se briser, et il en résultera des plaies contuses de la paume de la main, susceptibles d'hémorrhagie. Pour arrêter l'hémorrhagie, il faut commencer par bourrer la plaie de charpie et si l'hémorrhagie continue on comprimera l'artère du bras avec le garrot.

APPENDICE AUX ACCIDENTS DE LA CHASSE A COURRE ET A TIR

Éventration des chiens par les sangliers

On appelle ainsi les plaies de la poitrine et du ventre, produites par les défenses des sangliers et quelquefois par les andouillers de cerfs aux chiens.

Toutes ces plaies ne méritent pas le nom d'*éventration;* à vrai dire il n'y a *éventration* que lorsque la cavité abdominale est ouverte et que l'intestin fait hernie (sortie) à l'extérieur. C'est aussi dans ces cas qu'il est seulement nécessaire de recoudre les chiens. On peut le faire avec des épingles ou avec des aiguilles courbes, et le fil d'argent de notre trousse, et même avec du fil ciré ordinaire. Pour notre compte nous aimons mieux le fil *d'argent*, car le chien a horreur de mordre dans tout ce qui est *métal*, et pour cette raison il arrache bien moins souvent le fil d'argent que le fil ordinaire.

L'opérateur qui se sert d'une aiguille courbe, semblable à celle de notre petite trousse (n° 5)*; doit commencer par le char-

* Voir le modèle de la trousse à la fin du livre.

ger de gros fil ordinaire *ciré* ou de fil d'argent ; puis perforant de part en part, et perpendiculairement, les bords de la solution de continuité, il ramène obliquement l'aiguille sur le bord qu'elle a primitivement traversé et lui fait recommencer ce trajet dans toute la longueur de la plaie. Il serre ensuite le fil avec soin, et fait un nœud à ses extrémités ; ce que nous venons de dire est pour le fil ciré ordinaire. Pour le fil d'argent, il faut faire des points isolés, c'est-à-dire qu'après avoir traversé la peau des deux côtés, et les deux bords de la plaie avec l'aiguille courbe et le fil de métal, on le coupe, en ayant soin de laisser passer environ dix centimètres de fil des deux côtés, et saisissant, avec la pince à artères de la trousse (n° 1)*, les *deux extrémités* des fils en question, on les tord jusqu'à ce qu'ils

* Voir le modèle de la trousse à la fin du livre.

soient complètement serrés contre la peau et que la plaie soit fermée ; on le coupe ensuite à un centimètre de la plaie.

On a soin de faire assez de points de sutures, de façon à bien rapprocher les bords de la plaie ; on les place à environ deux centimètres l'un de l'autre. Avant de pratiquer la suture (avant de recoudre) il faut avoir soin de bien nettoyer avec de l'eau (tiède si c'est possible) l'intestin, ainsi que les bords de la plaie, et de raser les poils dans une certaine étendue autour de la blessure. Au bout de quatre jours, on coupe les fils avec des ciseaux et on les retire avec la pince. La cicatrisation est alors complète. Il faut aussi faire en sorte que l'animal ne puisse pas se frotter et déranger le pansement, pour cela il faut lui mettre un large bandage autour du ventre, une serviette *cousue*, ou de très larges bandes, mais *toujours cousues*.

Comme nourriture on donne du lait pendant les premiers jours, deux litres par jour, pas d'autres aliments, et on tient l'animal en repos, *sans* l'attacher, si l'on peut.

Pour les coups de défenses pénétrants profondément dans la poitrine, dans le ventre, etc., fermer la plaie avec de la ouate et du collodion (ou du taffetas), avoir soin de bien nettoyer auparavant les bords de la plaie et de raser le poil. Pour les blessures sans profondeur, il faut laisser le chien se lécher ; ne rien faire.

Voilà, je crois, les meilleurs pansements et traitements pour les chiens blessés.

Ayant été longtemps moi-même chef d'équipage j'ai été bien souvent à même de recoudre et de soigner des chiens blessés par des sangliers et je ne vois rien à ajouter à ce que m'avait enseigné le vieux piqueur Bas-Breton, qui a chassé vingt ans avec nous dans le Finistère: Du moment que l'intestin n'est pas lésé et qu'il n'y a pas de plaie *pénétrante* de la poitrine où du cou, les chiens en reviennent presque toujours.

CHAPITRE IV

Accidents de la pêche et des parties en bateaux

ART. I. — ASPHYXIE PAR SUBMERSION, SECOURS A DONNER AUX NOYÉS

Nous arrivons maintenant à un genre d'accidents où les soins *immédiats sont de toute nécessité*. Le plus *léger retard peut être fatal!* L'administration l'a si bien jugé, qu'à Paris au moins, elle a organisé le long de la Seine des postes de secours, avec un tableau donnant les principales indications à remplir, pour qu'un noyé puisse recevoir *sans retard*, tous les soins nécessaires.

Que de personnes sont mortes, qui auraient pû être rappelées à la vie pour avoir manqué de secours, soit que ces secours aient été donnés trop tardivement, soit que les premières personnes accourues aient perdu un temps précieux en hésitations, faute de bien connaître les indications à remplir dans les accidents de cette nature.

Les noyés meurent généralement par *asphyxie*, c'est-à-dire par absence de la respiration, et non par la quantité d'eau qu'ils avalent et qui est bien moins considérable qu'on le croit dans le public.

Si le séjour, *sous* l'eau, a été de plus de dix minutes, il y a bien à craindre que le noyé ne puisse être ranimé ; toutefois, il ne faut pas l'abandonner sans tenter quelque chose ; car on cite des cas, où après un quart d'heure et même plus de submersion, des noyés avaient été rappelés à la vie.

Si le noyé respire encore, on le couchera

sur le côté droit, on le débarrassera rapidement de ses vêtements en les coupant : on débarrassera la bouche des mucosités qui souvent la remplissent, on le penchera légèrement pour faire écouler les liquides contenus dans la trachée, mais on se gardera bien de mettre en usage, cette barbare coutume populaire, de *suspendre le noyé par les pieds !* On réchauffera le plus promptement possible le patient, en promenant sur toutes les parties du corps des briques ou des fers à repasser convenablement chauffés. Comme l'on n'a pas toujours des briques et des fers chauffés sous la main, on frictionnera tout le corps avec de la flanelle chaude, du drap, etc., etc.

On placera sous le nez un flacon de vinaigre, d'alcali volatil (ammoniaque liquide) étendu d'eau ; en le ramenant sur le ventre et en comprimant le dos on facilitera l'expiration, ou expulsion de l'air ; par ces mouvements alternatifs : position sur le ventre, position sur le côté, la respiration sera activée et dans les cas légers, par ces simples moyens combinés, on pourra conjurer le danger.

Mais, dans les cas graves, quand la respiration est absolument suspendue ; il faudra recourir à l'insufflation de l'air, pratiquée de bouche à bouche, pendant qu'un aide comprimera la base de la poitrine, pour faciliter la sortie de l'air insufflé.

Si l'insufflation de bouche à bouche répugnait trop, on pourrait se servir pour cette opération d'un soufflet ordinaire en serrant fortement les lèvres contre son tuyau d'échappement et en comprimant les narines, pour que l'air ne sortît pas par ces voies, avant d'avoir pénétré dans la poitrine. Mais à tous ces moyens nous préférons encore la respiration artificielle pratiquée ainsi qu'il suit.

Deux temps :

1° Dilatation de la poitrine ;

2° Compression de la poitrine.

« Pour dilater la poitrine, le malade étant couché sur le dos, on saisit ses bras à pleines mains et on les élève en les ramenant en arrière de la tête. » Dr Grandjux, *Manuel du Brancardier*.

« Pour comprimer la poitrine on abaisse les bras, en fléchissant l'avant-bras sur le bras on les applique contre la poitrine, sur laquelle on exerce une pression, en appuyant sur les coudes placés comme il vient d'être dit. » Dr Grandjux, *Manuel du Brancardier*.

« Ces manœuvres alterneront et auront une durée assez courte, deux secondes environ. On peut également obtenir le rétrécissement de la poitrine par des compressions faites avec les mains placées à plat sur les fausses côtes, c'est-à-dire sur celles qui sont les plus près du ventre. Quand la pression des mains cesse, la poitrine reprend son volume habituel, et il se produit une dilatation relative, mais moins considérable que celle que l'on obtient par le premier procédé. »

« Il est, du reste, facile de combiner les deux procédés ; dans ce cas un opérateur comprime la base de la poitrine alors qu'un autre abaisse les bras.

« Mais à ce moyen utile par excellence, il faudra avoir aussi toujours soin de joindre les frictions sèches avec un morceau de flanelle, de laine, chauffé si c'est possible, ou des frictions avec du vinaigre aromatique, de l'eau de cologne, de l'eau-de-vie camphrée etc., etc. Et quand le noyé sera revenu à lui, on lui administrera quelques boissons stimulantes, du vin chaud, du punch, de l'eau-de-vie, de l'eau de mélisse, etc. » (Dr Grandjux, *Manuel du Brancardier régimentaire.*)

La gravité des accidents par submersion

justifie l'ampleur des développements dans lesquels nous sommes entrés à ce sujet.

Nous finirons par quelques lignes sur des accidents d'ordre inférieur:

Les ampoules provoquées par le jeu des avirons, les plaies par hameçons, les corps étrangers dans les oreilles.

ART. 2. — AMPOULES PAR AVIRONS, CORDAGES, ETC., ETC.

Les ampoules sont des petites tumeurs formées par du liquide, (sérosité ou sang), épanché sous l'épiderme ; on les observe surtout à la main (racines des doigts) et aux pieds, par les marches forcées ; elles sont souvent très douloureuses, il faut simplement les traverser à leur base avec une aiguille, un fil, etc., etc., de manière à faire couler le liquide qu'elles renferment. Mais l'on *n'enlèvera pas l'épiderme*, qui, le liquide évacué, pourra se recoller aux parties profondes et qui enlevé, laisserait les papilles de la peau à nu et pourrait causer une douleur vive. On n'enlèvera l'épiderme qu'au cas où le liquide épanché deviendrait purulent, et dans ce cas, ne sortirait pas assez facilement à travers l'orifice pratiqué par l'aiguille ; nous conseillons alors de bien agrandir l'orifice avec la lancette, de vider l'ampoule.

ART. 3. — PLAIES PAR HAMEÇONS, FAÇON DE LES RETIRER

L'extraction des hameçons d'une plaie exige une petite manœuvre qu'il est bon de connaître. Quand l'hameçon est enfoncé profondément, on ne peut pas le retirer par son orifice d'entrée ; l'obstacle à cette extraction vient, comme on le sait, d'un petit crochet qui est placé à sa partie concave, près de la pointe. Il faut donc faire sortir la pointe de l'hameçon par le point le plus rapproché, en le poussant dans la direction qu'il a suivie en s'enfonçant ; on dégage la pointe jusqu'au crochet, et après, si c'est un hameçon à palette, on coupe cette palette, cette tête, avec une pince coupante, une lime, et l'on a bien soin de saisir l'hameçon un peu au-dessus du crochet avec les pinces, on le retire alors par la petite blessure que l'on vient de faire à la peau avec la pointe, mais jamais par son orifice d'entrée.

CHAPITRE V

Divers accidents fréquents dans la vie à la campagne.

ART. Ier. — ÉPINES DANS LES DOIGTS ÉCHARDES SOUS LES ONGLES (ÉCLATS DE BOIS)

Dans les courses à travers bois, dans la manœuvre des bateaux, il n'est pas rare de s'enfoncer des épines, des échardes (éclats de bois) dans les doigts sous les ongles ; les doigts sont le lieu de prédilection de ces légers accidents, mais parfois très douloureux et auxquels il est bon de remédier immédiatement.

Si l'épine est petite et rompue au ras de

la peau, il est impossible de la saisir avec les pinces. Il faut alors à l'aide de la lancette de la trousse nº 3* (qui est bien préférable à l'aiguille et à l'épingle) enlever tout autour de l'épine une très légère couche d'épiderme ; l'on arrive ainsi à rendre saillant un point de la base de l'épine, que l'on peut alors saisir avec la pince et l'arracher. Abandonnée à elle-même, cette épine serait probablement éliminée au bout de peu de jours par la petite suppuration qu'elle provoquerait autour d'elle, mais après avoir causé des douleurs que l'ablation immédiate arrive le plus souvent à prévenir.

Si les épines brisées dans les doigts étaient nombreuses, s'il n'était pas possible de les saisir avec les pinces, le mode d'extraction que nous avons conseillé serait long et douloureux. Il existe un moyen que dans ces

* Voir le modèle de la trousse à la fin du livre.

cas nous avons vu souvent employer avec succès, c'est d'appliquer sur les parties où sont enfoncées les épines un emplâtre de poix de cordonnier, on laisse cette poix dix heures (du soir au matin) sur les endroits blessés et en la retirant on trouve les épines *attachées* à la poix et enlevées de la plaie, sans la moindre douleur.

Parfois, c'est *sous l'ongle* que les épines, surtout les échardes, les éclats de bois, s'enfoncent et au prix de grandes douleurs ! On voit l'écharde sous forme d'une ligne noirâtre, d'une bandelette noire ; si la base est saillante au niveau de l'ongle, ou si en coupant ce dernier aussi ras que possible on peut la saisir avec la petite pince n° 2 de la trousse*, rien de plus facile que de l'extraire. Il suffit, avec la pince, de bien la saisir et de tirer *doucement* en lui faisant suivre un trajet

* Voir le modèle de la trousse à la fin du livre.

inverse de celui qu'elle a suivi en s'enfonçant : mais il faut tirer très doucement sous peine de casser l'écharde dans la plaie.

Si par ce moyen il était impossible d'arriver à l'extraction, la seule ressource serait de racler le bout de l'ongle, au-dessus de l'écharde, soit avec un canif, mais mieux avec un morceau de verre cassé, il se laisse rapidement amincir, et bientôt user complètement.

On met ainsi à découvert un petit point de la base de l'épine ou de l'éclat de bois, après quoi on l'extrait, comme nous venons de le dire, avec la petite pince.

Si les piqûres ont été faites au niveau d'une articulation des phalanges, entre elles, il serait bon d'immobiliser, de prévenir, tout mouvement de ces phalanges, car des complications inflammatoires pourraient être à craindre, surtout les panaris.

Dans tous les cas pour calmer la cuisson

parfois si pénible qui reste à la suite de ce léger accident, il sera bon d'entourer le doigt de compresses d'eau froide, qu'on arrosera souvent, tant que la douleur ne sera pas calmée.

ART. 2. — PIQURES D'INSECTES VENIMEUX ET DE MOUCHES CHARBONNEUSES

Les insectes venimeux à la piqûre desquels nous sommes exposés en France, ne sont pas nombreux ; il n'y a guère que l'abeille, le frelon, la guêpe, et dans le midi le scorpion.

L'abeille, la guêpe et le frelon, laissent souvent leur aiguillon dans la plaie, et à la base de cette aiguillon, la *petite vésicule* qui renferme le *venin*. Il en résulte une douleur très cuisante, de la rougeur et de la tuméfaction des parties qui, au bout de quelques temps, deviennent tendues, luisantes et extrêmement démangeantes.

Ces piqûres sont rarement suivies d'accidents, à moins qu'elles ne soient très nombreuses sur un même endroit, comme à la face ; on cite cependant des cas de mort à la suite des piqûres d'abeilles. Mais, nous le répétons, dans la grande majorité des cas ces piqûres n'ont pas de gravité.

Toutefois, il faut arracher l'aiguillon avec *beaucoup* de *précaution ;* en le saisissant par la base avec les doigts, on *presse* la *vésicule* dont on instille le contenu dans la plaie, sous la peau. Pour prévenir cet accident, il faut d'abord, avec les ciseaux de la trousse, couper la partie saillante de l'aiguillon à une très petite distance de la peau, on enlevera ainsi le *réservoir du venin* et on pourra après, avec la pince, retirer facilement le reste de l'aiguillon.

On se borne après à laver la partie

piquée avec de l'eau froide légèrement vinaigrée.

Pour les piqûres de cousins, lotions avec de l'eau fraîche vinaigrée. Pour celles des scorpions faire le même traitement que nous indiquerons plus bas pour les morsures de vipères.

Quant aux piqûres de mouches, elles sont quelquefois *très graves*, car elles peuvent occasionner la pustule maligne, ou virus charbonneux, dont elles sont malheureusement un des nombreux agents de transmission : la pustule maligne s'annonce d'abord par une petite rougeur avec de la démangeaison et sur laquelle apparaissent de petites vésicules en cercle, autour d'un point noir.

Le meilleur traitement consiste à fendre *très largement* cette pustule avec le bistouri, n° 6 de la trousse *, de façon à bien exprimer le liquide qu'elle renferme et ensuite

* Voir le modèle de la trousse à la fin du livre.

à brûler au fer rouge, de façon à enlever complètement la pustule charbonneuse, il n'y a pas à hésiter, car c'est *très grave!* On donnera ensuite au malade un régime tonique, alcool, bon vin, etc., etc.

Art. 3. — Morsures de serpents

Les serpents venimeux sont rares dans notre pays. Les seules variétés qu'on y observe sont : la couleuvre dont les morsures sont le plus souvent inoffensives et ne réclament pas de soins spéciaux et les vipères qui sont assez dangereuses et dont on connaît deux variétés spéciales en France.

L'aspic qui est une petite vipère rousse; la vipère *commune* qu'on rencontre fréquemment dans nos bois, où elle se tient dans les broussailles, dans les grandes herbes sèches ; elle se reconnaît à sa tête en forme de cœur, avec deux lignes noirâtres disposées en V, dont l'extrémité pointue est tournée du côté du museau; ses yeux sont vifs et brillants ; l'iris est rouge et la prunelle noire.

Elle mord à l'aide de deux dents creuses en forme de crochets, par lesquelles s'écoule le liquide des petites glandes situées au-dessous des muscles qui soulèvent la machoire, de sorte que, plus, l'animal mord avec fureur, plus la glande se trouve comprimée et son venin par là même exprimé et déposé plus profondément dans la plaie. La personne mordue éprouve une vive douleur, qui bientôt va s'étendre à tout le membre. Puis survient de la rougeur sur le point mordu, du gonflement avec frisson, abattement, petitesse du pouls et quelquefois vomissements, syncope et convulsions : cette morsure cause rarement la mort, du moins chez l'adulte, toutefois il est urgent d'y porter remède.

Pendant longtemps on a cru que l'alcali volatil, l'ammoniaque liquide, était le spécifique de ce venin; c'est une grande erreur; c'est un remède sans importance et un caustique beaucoup trop léger pour avoir de l'action; il faut premièrement lier le membre fortement *au-dessus* de la morsure, agrandir la plaie pour bien la faire saigner ; si l'on n'a pas d'écorchures aux lèvres ou à la bouche, l'on peut sucer la plaie, mais le mieux sera de faire des cautérisations au fer rouge ; une aiguille à tricoter, un clou emmanché dans un bouchon pourront servir à cette opération. L'on pourra aussi, si l'on n'a pas de fer rouge, faire toujours une cautérisation avec le nitrate d'argent qui se trouve dans le porte-pierre de notre trousse n° 7 *. Pour lier le membre, une bande, un mouchoir, n'importe quel lien serré fortement (et immédiatement après la morsure,

* Voir le modèle de la trousse à la fin du livre.

si c'est possible), fera l'office. Il sera bon après d'administrer à la personne mordue, de l'alcool, du café noir, du vin, des toniques, etc., etc.

Art. 4. — Morsures de chiens enragés

Malheureusement il n'y a pas de signes absolument certains pour reconnaître la rage, ou plutôt le début de la rage chez le chien. Ce qu'on dit de son horreur de l'eau n'est pas toujours vrai, et souvent il l'avale avec facilité ; il ne refuse pas *toujours* de manger, mais il paraît avoir un besoin impérieux, fatal, de mordre, qu'il satisfait parfois en déchirant tout ce qui lui tombe sous la dent.

Son aboiement est rauque, voilé; de temps en temps il pousse des hurlements.

La bave ne coule pas toujours de sa gueule, qui parfois est sèche.

Le chien enragé rencontrant un autre chien le mord avec fureur.

Tels sont les principaux signes auxquels l'on pourra reconnaître, ou plutôt *suspecter* la rage chez le chien.

A une période plus avancée, l'erreur ne sera plus possible. Le regard sombre, l'agitation inquiète, les hurlements lugubres, *les accès* de rage qui le portent à mordre, qui font, s'il est libre, qu'il se jette sur tous les êtres vivants, préférablement sur ceux de son espèce ; l'accablement qui succède à ces accès et alors une démarche vacillante incertaine, la queue pendante, la tête inclinée, la gueule béante d'où s'échappe une langue blanche et souvent souillée de poussière ; tout cet ensemble permet d'affirmer la rage (Grisolle, tome II, page 99. *Traité de pathologie interne*). S'il arrive donc à quelqu'un d'être mordu par un chien de ce genre, on liera fortement le membre entre petit pois, etc., etc., pénétre dans l'oreille, on parvient parfois à le faire sortir en faisant reposer la tête sur le côté où l'accident est arrivé : si des insectes s'y étaient introduits, tels par exemple, qu'une mouche, ou que l'insecte dit, *très à tort*, perce-oreille (forficule) on l'asphyxierait promptement en plaçant l'ouverture du conduit auditif en haut, et en le remplissant d'huile.

Si ces moyens ne donnaient pas de résultat, il faudrait faire des grandes injections dans l'oreille avec une grande séringue, contenant 250 à 300 grammes d'eau tiède, et l'on verrait le corps du délit ressortir avec le liquide.

Nous recommandons *surtout* de ne jamais se servir de pinces pour l'extraction des corps étrangers dans l'oreille ; c'est une manœuvre dangeureuse pour les gens inexpérimentés, car l'on peut très bien perforer le tympan, soit avec les pinces, soit même avec le corps étranger que l'on veut saisir : si la pince glisse, comme cela arrive souvent sur un corps dur, tel qu'un petit coquillage, un petit caillou, un noyau de fruit, etc.

Dernières Considérations

Nous sommes loin d'avoir passé en revue tous les accidents possibles dans la vie si mouvementée d'un sportsman.

Leur variété étant infinie, il serait bien difficile d'en faire l'énumération et une étude complète dans un travail aussi restreint que celui-ci.

Nous nous sommes attachés aux accidents les plus fréquents et à ceux dont nous avons été le plus souvent témoins pendant nos longues années de chasse en Basse-Bretagne.

Notre but a été de vulgariser des connaissances très utiles pour prévenir une mort *immédiate*, dans quelques cas, (comme les syncopes, les hémorrhagies, et les asphyxies par submersion). Le plus souvent pour épargner des douleurs aux blessés, et parfois pour leur procurer un prompt et réel soulagement.

Notre ambition n'est pas autre ; ainsi limitée elle est déjà grande ! !

FIN.

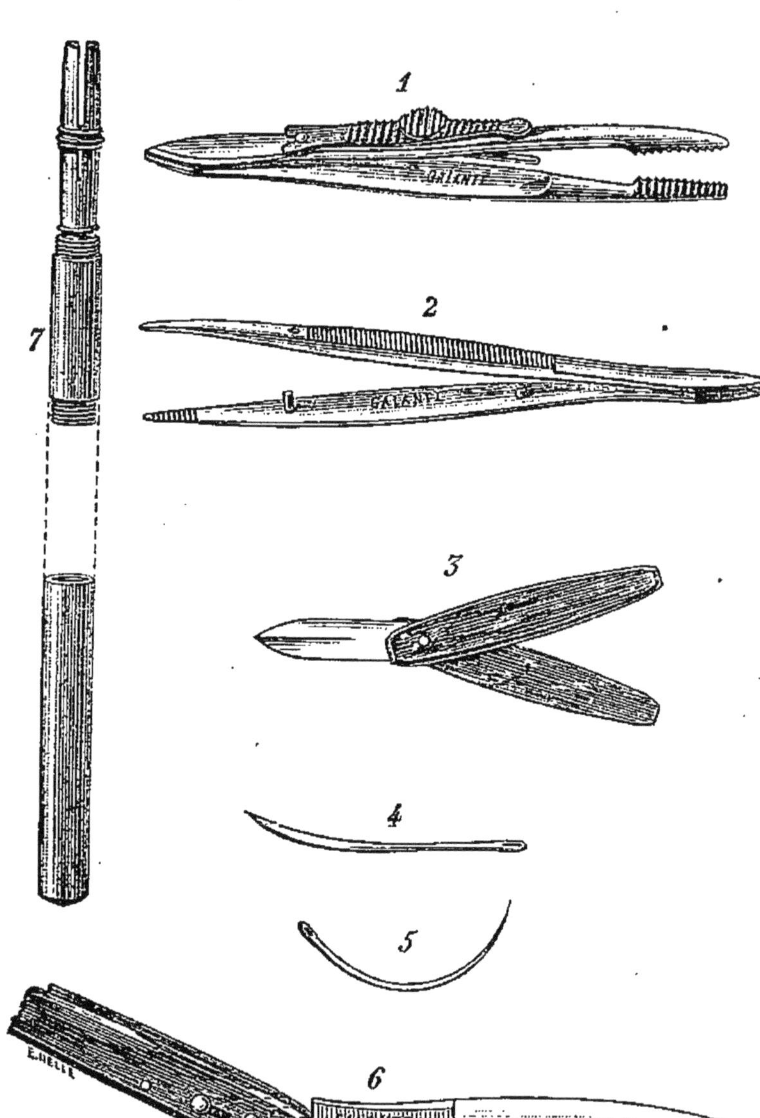
1
GALANTE
2
GALANTE
7
3
4
5
6
GALANTE

Typ. T. SYMONDS, 90, rue Rochechouart, Paris.

www.ingramcontent.com/pod-product-compliance
Ingram Content Group UK Ltd.
Pitfield, Milton Keynes, MK11 3LW, UK
UKHW021108220726
13924UKWH00004B/1579